RN Notebook

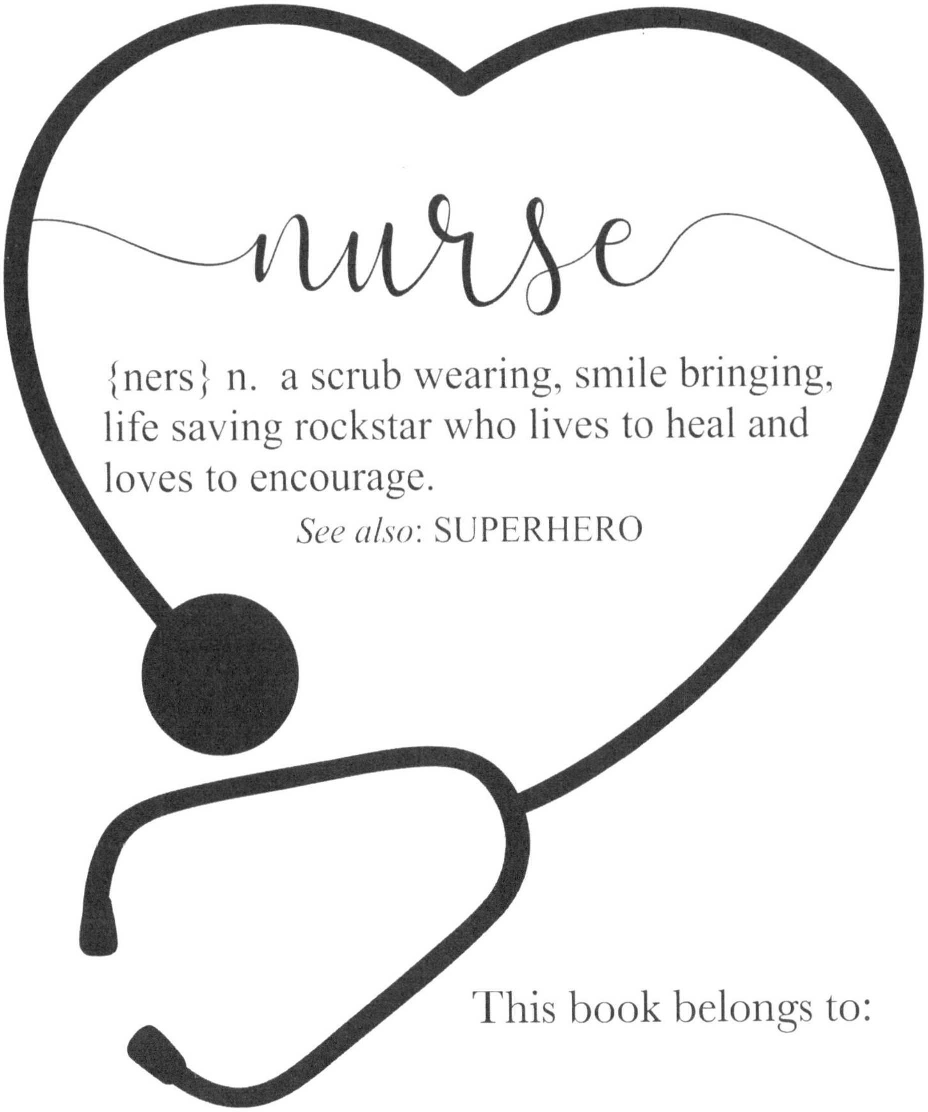

This book belongs to:

____

DATE: ___________

DATE: ___________

DATE: ____________

DATE: ___________

DATE: ____________

DATE: ___________

DATE: ___________

DATE: ___________

DATE: ___________

DATE: ___________

DATE: ___________

DATE: ____________

DATE: ___________

DATE: ___________

DATE: ___________

DATE: ___________

DATE: ___________

DATE: ___________

DATE: ___________

DATE: ____________

DATE: ___________

DATE: ___________

DATE: ___________

DATE: ___________

DATE: ___________

DATE: ___________

DATE: ___________

DATE: ___________

DATE: ___________

DATE: ___________

DATE: ___________

DATE: ___________

DATE: ___________

DATE: ___________

DATE: ___________

DATE: ___________

DATE: ___________

DATE: ___________

DATE: ___________

DATE: ___________

DATE: ____________

DATE: ___________

DATE: ___________

DATE: ___________

DATE: ___________

DATE: ___________

DATE: ___________

DATE: ___________

DATE: ___________

DATE: ___________

DATE: ___________

DATE: ___________

DATE: ___________

DATE: ___________

DATE: ___________

DATE: ___________

DATE: ___________

DATE: ___________

DATE: ___________

DATE: ____________

DATE: ___________

DATE: ___________

DATE: ___________

DATE: ___________

DATE: ___________

DATE: __________

DATE: ___________

DATE: ___________

DATE: ___________

DATE: ___________

DATE: ___________

DATE: ___________

DATE: ___________

DATE: ___________

DATE: ___________

DATE: ___________

DATE: ___________

DATE: ____________

DATE: ___________

Date: ____________

DATE: ____________

DATE: ___________

DATE: ___________

DATE: ___________

DATE: ___________

DATE: ____________

DATE: ___________

DATE: ___________

DATE: ___________

DATE: ___________

DATE: ____________

DATE: ___________

DATE: ___________

DATE: ___________

Quotes from Patients

Date

Who?

Where?

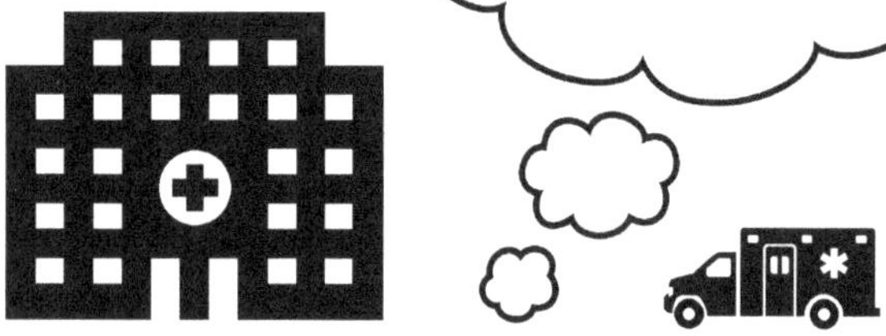

Quote

Quotes from Patients

Date

Who?

Where?

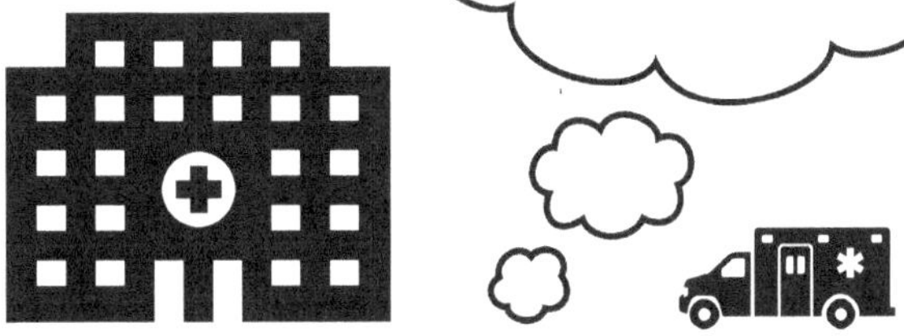

Quote

____

____

____

____

____

Quotes from Patients

Date

Who?

Where?

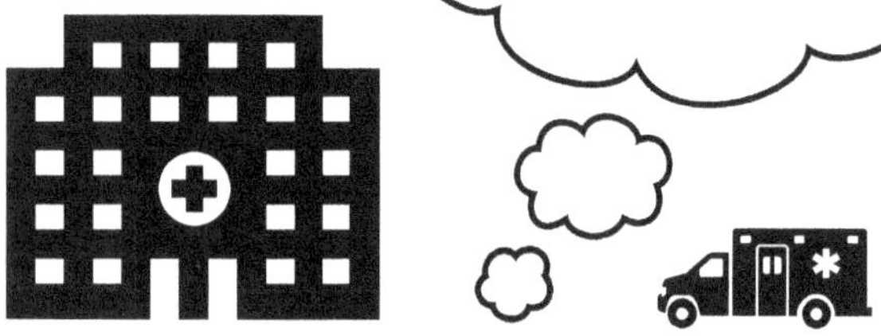

Quote

Quotes from Patients

Date

Who?

Where?

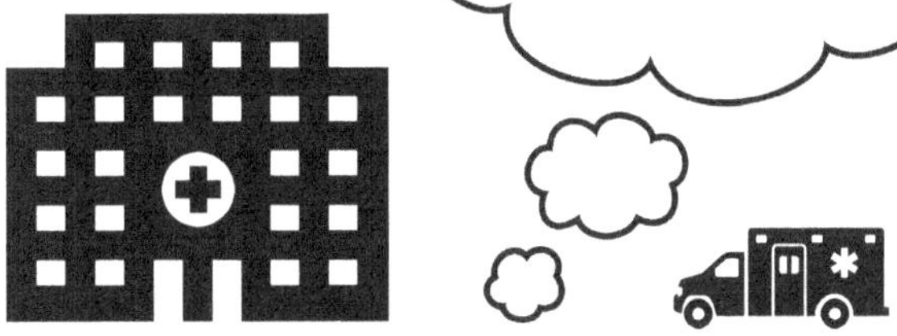

Quote

Quotes from Patients

Date

Who?

Where?

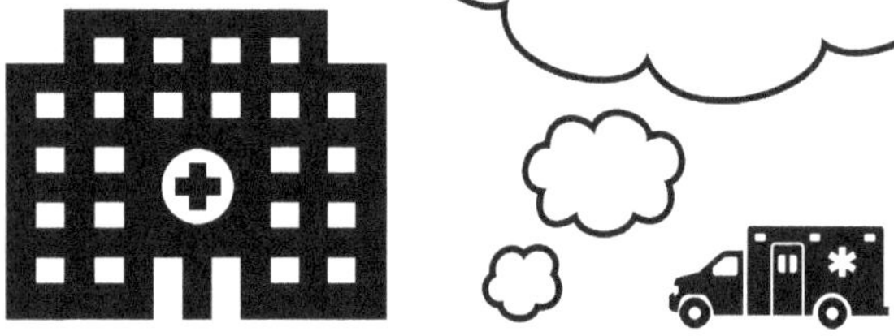

Quote

Coloring Section

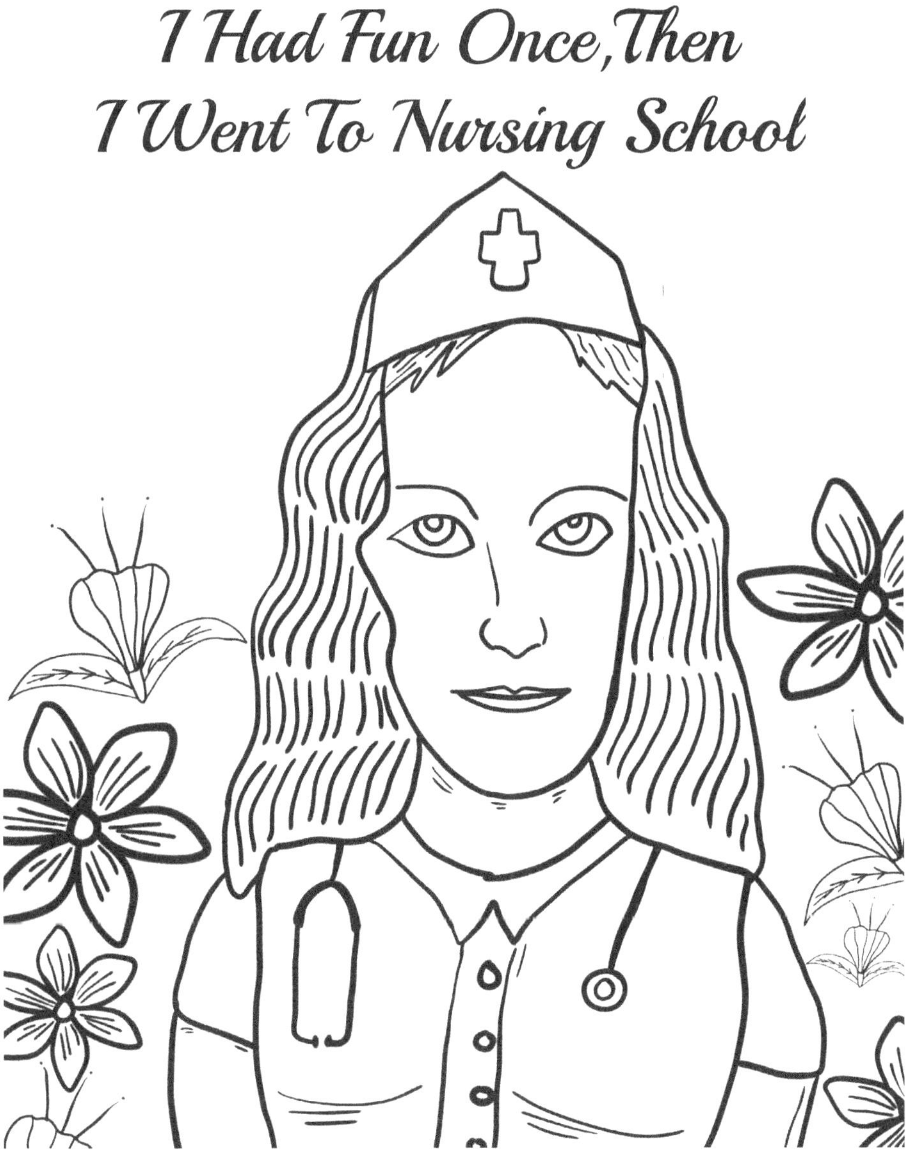

Ativan A Nurse's Best Friend

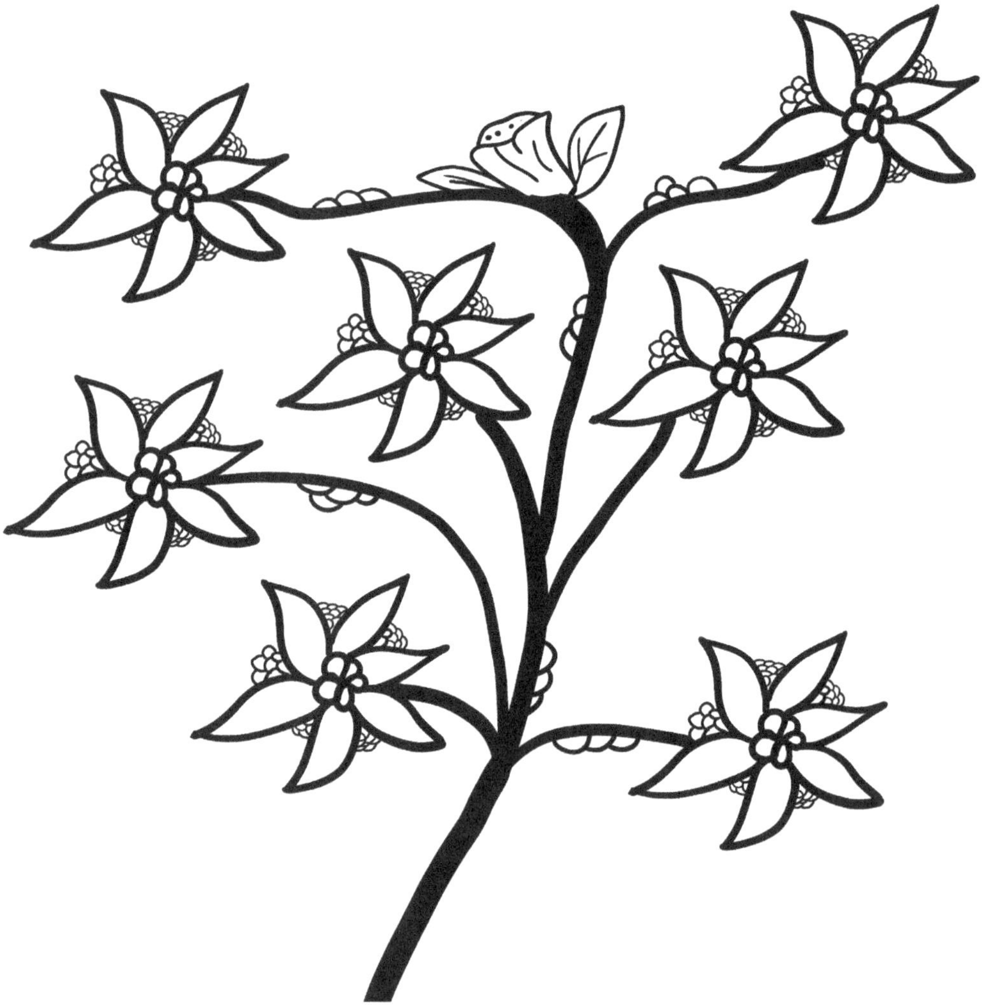

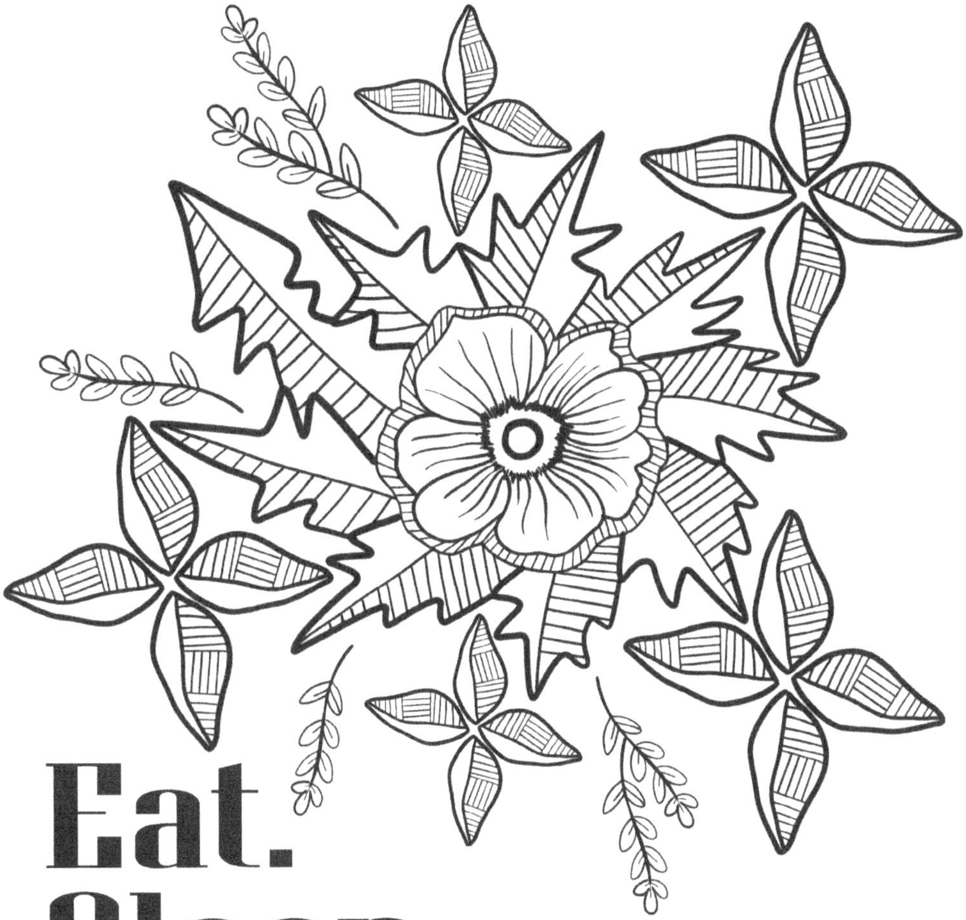

Eat.
Sleep.
Nurse.
Repeat

Do Not Make Me Sedate You.

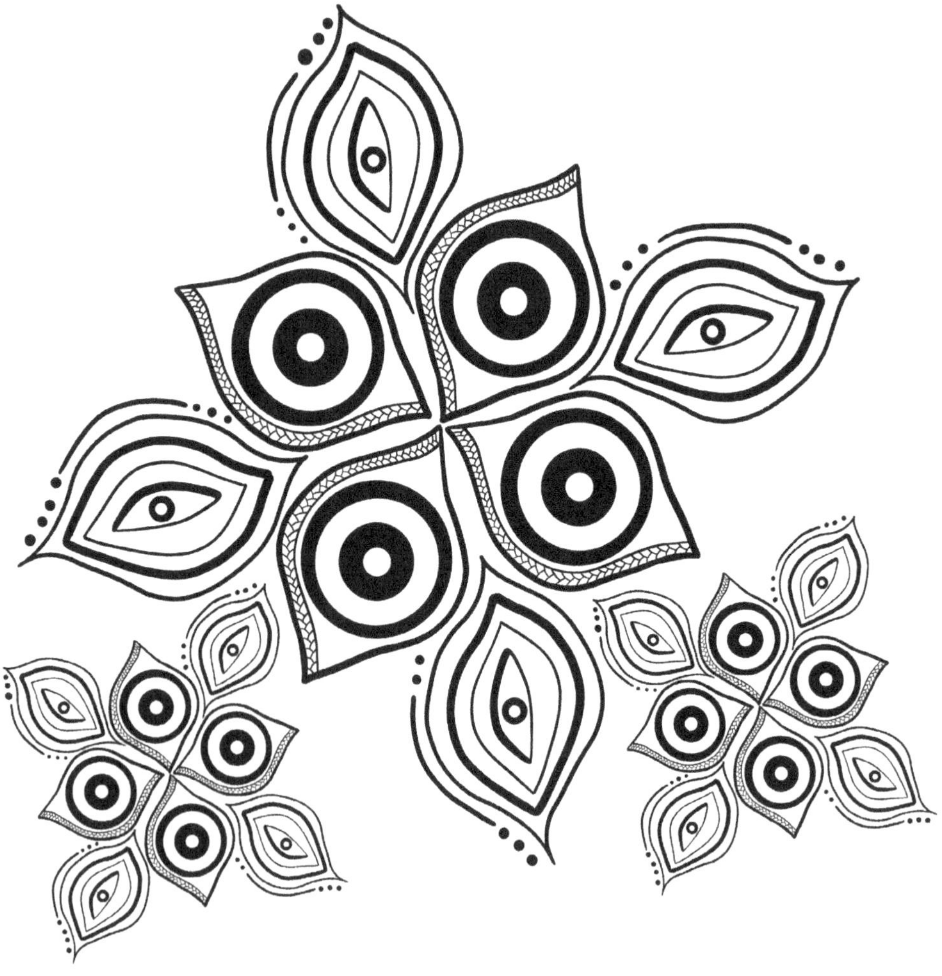

Best Nurse Ever

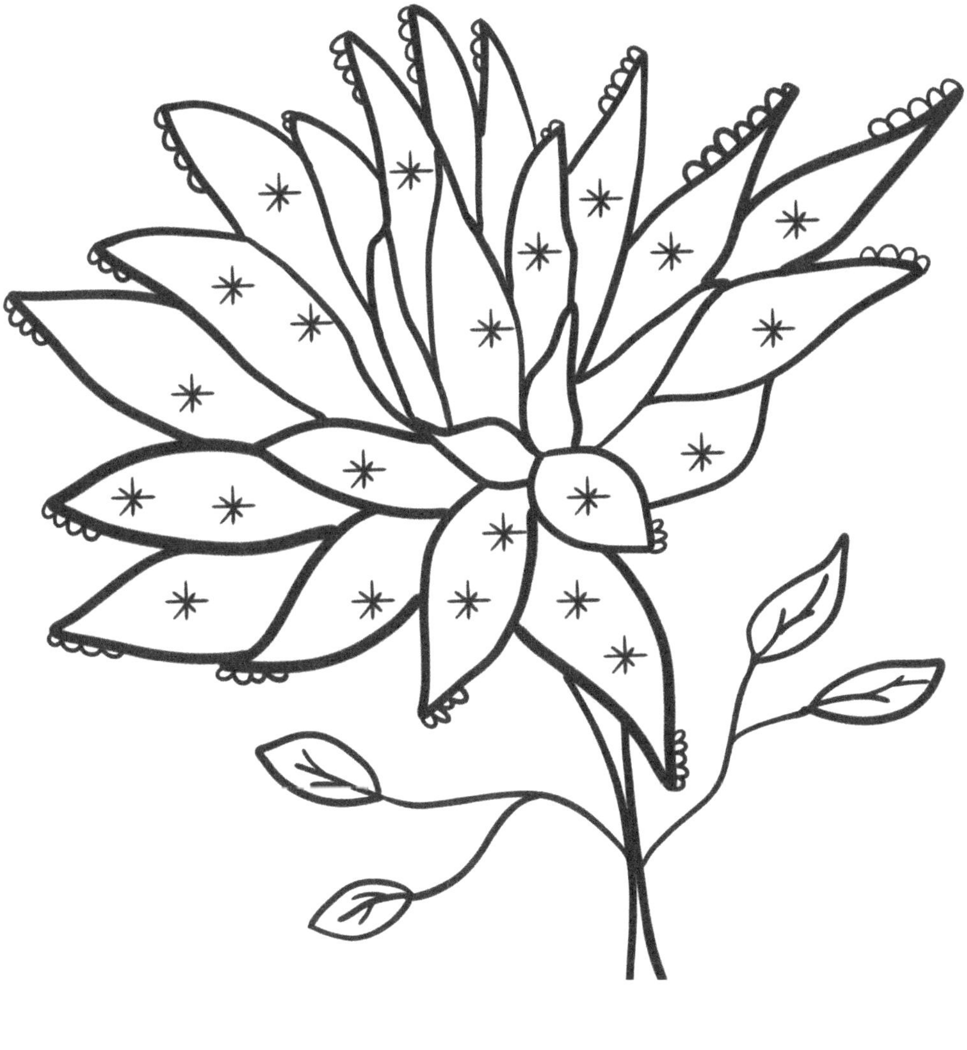

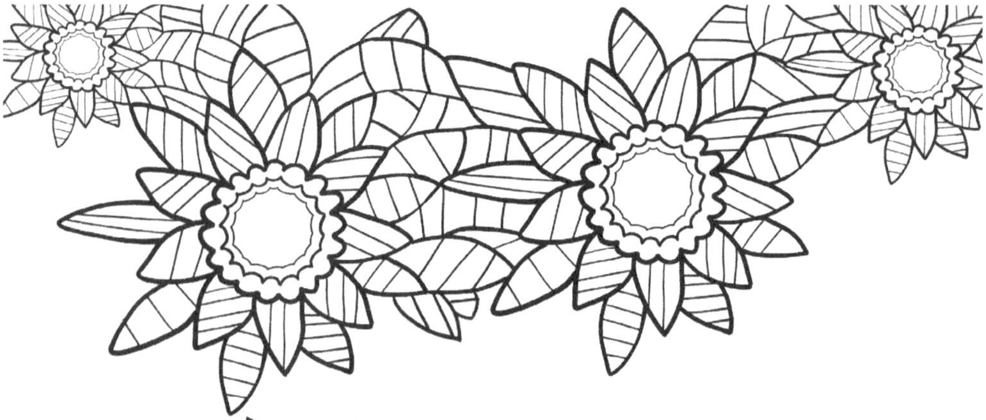

I'VE SEEN MORE PRIVATES THAN THE ARMY GENERAL

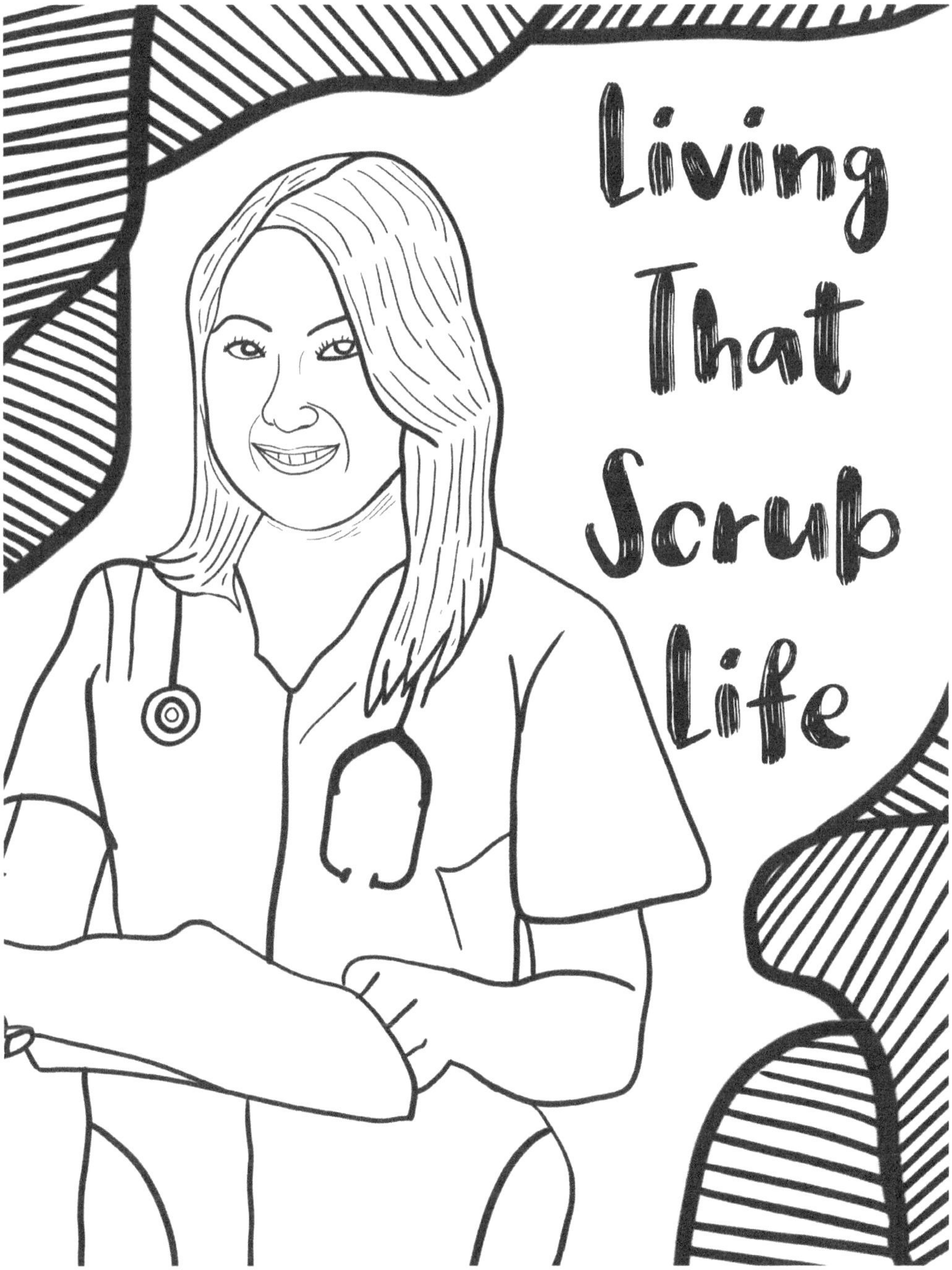
Living
That
Scrub
Life

Nurse Squad

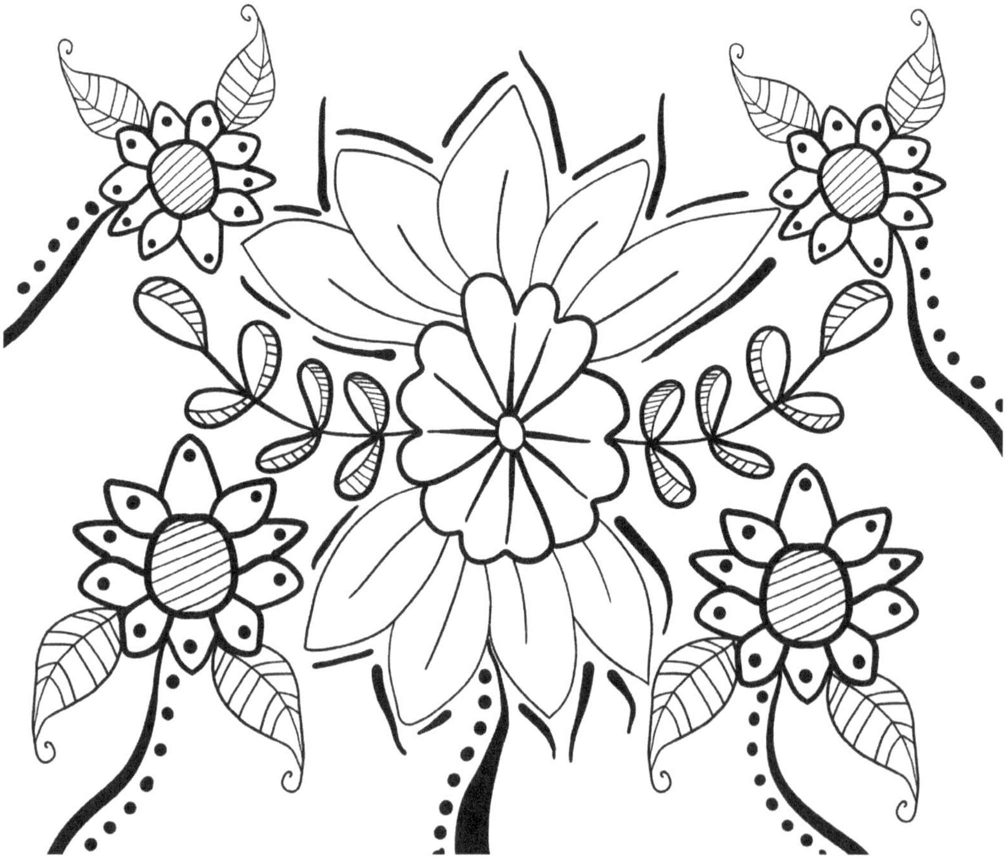

If You're Happy
and You
Know It, It's
Your Meds

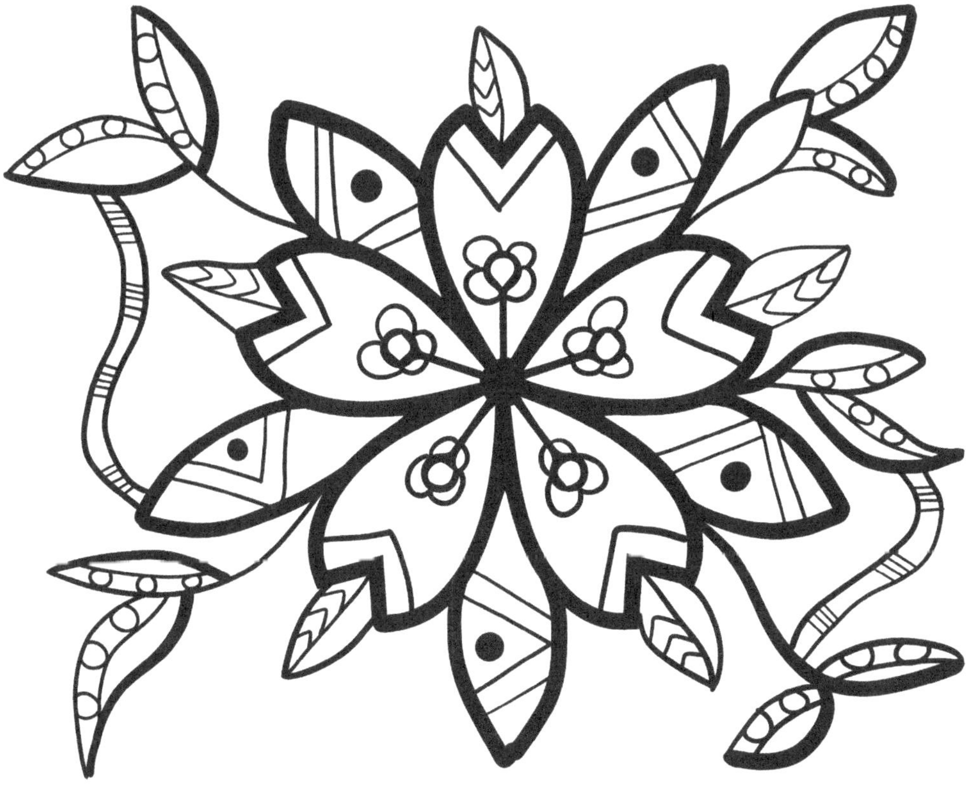

www.ingramcontent.com/pod-product-compliance
Lightning Source LLC
Chambersburg PA
CBHW081007170526
45158CB00010B/2944
9781082381379